RAPPORT

AU

CONSEIL SUPÉRIEUR DE SANTÉ

SUR UN RAPPORT DE SON SECRÉTAIRE

RELATIF AUX MODIFICATIONS A APPORTER

DANS LES RÉGLEMENTS SANITAIRES;

Par un Economiste.

> Il ne suffit pas d'être versé dans la connaissance des marchandises et des usages commerciaux pour traiter utilement la question des quarantaines et des purifications, il faut encore être médecin et chimiste.

PARIS.

FÉLIX LOCQUIN ET COMP.,

IMPRIMEURS ET FONDEURS EN CARACTÈRES,

RUE NOTRE-DAME-DES-VICTOIRES, 16.

1840

RAPPORT

AU

CONSEIL SUPÉRIEUR DE SANTÉ.

RAPPORT

AU

CONSEIL SUPÉRIEUR DE SANTÉ

SUR UN RAPPORT DE SON SECRÉTAIRE

RELATIF AUX MODIFICATIONS A APPORTER

DANS LES RÈGLEMENTS SANITAIRES

Par un Economiste.

> Il ne suffit pas d'être versé dans la connaissance des marchandises et des usages commerciaux pour traiter utilement la question des quarantaines et des purifications, il faut encore être médecin et chimiste.

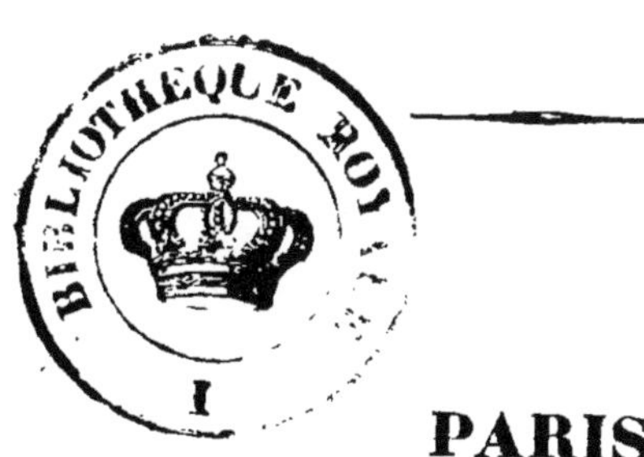

PARIS

FÉLIX LOCQUIN ET COMPAGNIE,

IMPRIMEURS ET FONDEURS EN CARACTÈRES,

16, RUE N.-D.-DES-VICTOIRES.

1840

AVIS PRÉLIMINAIRE.

La brochure que je réfute a été publiée aux frais du gouvernement français et envoyée à toutes les administrations de l'Europe, dans le but louable de répandre et de faire agréer des idées qu'on n'a émises que parce qu'on les a crues justes. Mais comme je ne partage ni la conviction de l'auteur, ni la manière dont il en conçoit la réalisation, j'ai cru devoir chercher à en empêcher l'influence, autant pour répondre à un véritable besoin administratif, que pour démontrer qu'il ne suffit pas d'un titre officiel pour traiter utilement la question des quarantaines et des purifications.

J'ajouterai encore que je considère la pensée du rapport comme un emprunt fait à des hommes de science qui méritent bien la peine d'être cités, et à des travaux récents qui ont eu assez de retentissement pour être indiqués comme la source où on a puisé des inspirations qu'on s'est appropriées, et dont on a tiré des conclusions qui m'ont rappelé que « *le plagiat ne doit être pardonné qu'autant qu'il est une utile exhumation.* »

A MESSIEURS LES MEMBRES

DU

CONSEIL SUPÉRIEUR DE SANTÉ [1].

MESSIEURS!

Par votre caractère officiel, vous êtes les chefs directs du secrétaire de vos délibérations, et, par les connaissances spéciales qui vous distinguent, les juges naturels et compétents de ses œuvres. Cette double considération m'a fait supposer que son rapport n'était que la formule de votre opinion et que vous en acceptiez la responsabilité. Dans cette supposition toute logique, j'ai l'honneur de vous adresser les réflexions que la lecture de ce rapport m'a suggérées, persuadé que vous daignerez les prendre en considération si elles vous paraissent opportunes et fondées.

[1] MM. André, baron de Gérando, Bailly, baron de Montfort, David, Désaugiers, Ferrus, Fleuriau de Bellevue, Gay-Lussac, Jacqueminot, Jacques Lefèvre, Kéraudren, Moreau de Jonnès, Marc, Odier, Pariset, Pillet-Vill, Pouyer, Reynard, Sollicofre, Vernès, Virey. — Ségur Dupeyron, secrétaire.

RAPPORT

AU

CONSEIL SUPÉRIEUR DE SANTÉ.

On commence par dire qu'on ne s'est pas occupé de démontrer si la peste est contagieuse ou non, parce qu'un mémoire sur cette question serait moins administratif que scientifique; mais on ne prouve pas qu'il fallait mieux s'occuper d'administration que de science, et qu'il était inutile d'arguer de faits pratiques pour donner une véritable force de conviction aux paroles et enlever toute possibilité d'objection aux adversaires des idées qu'on avance. On prévient, en outre, qu'on a parcouru tous les lieux, interrogé toutes les personnes, écouté tous les médecins contagionistes et non contagionistes, et lu toute la correspondance consulaire du Levant, depuis son origine jusqu'à nos jours.

Ainsi averti et préparé, je me suis renfermé dans le cercle tracé, et j'ai recherché avec bonne foi le fruit qu'on a retiré de ce labeur, la conviction qu'on en a acquise, celle qu'on inspire et l'utilité de tout cela. Car ce n'est pas seulement un chef d'administration, un corps officiel, ou même un gouvernement qui a droit de demander compte d'observations de cette nature, et des conclusions qui en sont plus ou moins gratuitement tirées ; c'est l'Europe tout entière, au nom des intérêts internationaux et de la législation exceptionnelle qui la régit. La matière est assez grave, ce me semble, pour qu'il soit permis d'être sévère vis à vis de ceux qui se croient assez sûrs d'eux-mêmes pour récuser tous les corps savants, toutes les données pratiques et scientifiques, et se constituer autorité unique, légitime et suffisante, dans l'abrogation ou la promulgation de dispositions législatives à détruire ou à créer.

On se propose, dit-on, de résoudre les trois grandes questions qui suivent :

PREMIÈRE QUESTION.

« *Quelles sont les chances relatives de transport* » *de peste que peut présenter le commerce avec les* » *différents pays qu'on a suspectés jusqu'à ce* » *jour?* »

DEUXIÈME QUESTION.

« *Quelle durée de séquestration doit paraître rigoureusement nécessaire, soit par les hommes,* » *soit par les marchandises?* »

TROISIÈME QUESTION.

Sont-ce les hommes, les hardes ou les marchan-
» dises qui ont le plus fréquemment communiqué
» la peste aux pays qui n'en étaient pas encore
» atteints? »

J'ai d'abord cru que c'était par des matériaux d'observations recueillis sur les lieux à des sources authentiques et contemporaines, par des preuves et des faits jusqu'ici ignorés, qu'on voulait procéder et conclure, et que c'était pour cela qu'un voyage de plusieurs mois avait été fait, de Paris à Maroc et des côtes de l'Andalousie au Bosphore de Thrace; mais l'examen m'a de suite convaincu que ce voyage n'avait rien de commun avec le rapport, et qu'il pouvait tout au plus servir de prétexte pour évoquer des cartons-sépulcres du ministère des affaires étrangères les dates et les faits qui y dormaient depuis un siècle et ne s'attendaient guère au phénomène de leur exhumation.

Qu'importe encore cet acte de compilation, s'il était utile? Mais après avoir mis date sur date, année sur année, un siècle sur l'autre, on s'avoue incapable de rien définir ni sur la durée de séquestration, ni sur le danger relatif des personnes et des choses. On en infère seulement et bien gratuitement, à mon sens, « *qu'il y a deux foyers de peste*: l'un en Egypte, » qui est, *sans doute*, le foyer *primitif;* l'autre à

» Constantinople qui n'est, *probablement*, qu'un foyer » *secondaire;* que *toutes* les autres localités ne re- » çoivent la peste que de ces deux foyers, et que SI » chaque foyer avait son action distincte, SI le cercle » de cette action était déterminée, SI la peste ne ré- » gnait pas en Egypte quand elle est à Constantinople, » SI elle ne régnait pas à Constantinople quand elle » est en Egypte, SI elle ne régnait ni en Egypte ni » à Constantinople, on pourrait, *sans crainte*, sup- » primer les entraves qui gênent les rapports existants » entre nos ports et les pays que chacun de ces deux » foyers menace! » c'est à dire *que si la peste n'existait pas on n'aurait pas besoin de quarantaines!!!* Monsieur de la Palisse n'eût pas mieux dit.

Je passe vite sur cette espèce de bouffonnerie, et je me hâte de substituer la conviction au doute, le fait à l'hypothèse.

D'abord, qu'est-ce, à propos de peste, qu'un foyer secondaire quand il n'y a pas de foyer primitif? Or, pendant dix années entières il n'y a pas eu un seul cas de peste en Egypte, et si l'Egypte est le foyer primitif de cette maladie, comment se fait-il que pendant cette longue période elle est partout ailleurs qu'en Egypte; que, « pendant dix années, vingt fois au moins elle a » été apportée de l'extérieur par des bâtiments partis » de la Mer-Noire, de Constantinople, de Smyrne, » ou des côtes de Syrie, et qui, mis en quarantaine à » leur arrivée sur la plage d'Alexandrie ou de Da- » miette, ont vu la maladie s'éteindre d'elle-même ou

» par l'application des mesures sanitaires, sans faire
» irruption dans le pays. » (*Archives du Comité sanitaire d'Alexandrie.*)

Si l'Egypte est le foyer primitif, comment se fait-il que la peste, qui lui enleva 200,000 habitants en 1834, soit venue de Constantinople, et que tous les faits reçus, datés de notre siècle, soient reconnus comme opérés par importation? Je choisirai pour exemples ceux cités par M. Béclard dans l'ouvrage qu'il vient de faire paraître.

PREMIER FAIT :

» Le 31 novembre 1831, un brick turc est arrivé
» de Constantinople dans le port d'Alexandrie. Quatre-
» vingt-quinze passagers étaient à bord; trois suc-
» combèrent de peste pendant la traversée; deux
» moururent dans le port. Comme les moyens de
» purifier le bâtiment manquaient à cette époque, le
» capitaine reprit le large et se rendit à Beyrout où il
» communiqua la peste aussitôt qu'il eut établi des
» rapports avec la ville. » (*Archives du Comité sanitaire d'Alexandrie.*)

DEUXIÈME FAIT :

» Le 28 septembre 1832, le bâtiment autrichien,
» le *Saverio dell' Indie*, est arrivé de Constantinople
» à Alexandrie. Dix-huit personnes étaient à bord;
» un mort et six attaqués dans la traversée; quatre

» morts dans la rade. Le bâtiment fut aussitôt assaini, » ainsi que les treize individus restants; le mal s'ar- » rêta. » (*Même source.*)

TROISIÈME FAIT :

» Le 9 novembre 1832, le brick autrichien *le Pla-* » *ton*, venant de Smyrne, est entré dans le port » d'Alexandrie. Quatre-vingt-six passagers étaient à » bord : deux moururent dans la traversée; un troi- » sième mourut dans le port; un quatrième expira dans » le trajet du port au lazaret. La désinfection fut aus- » sitôt opérée; les passagers se lavèrent au chlore e » subirent une quarantaine; le mal s'éteignit. » (*Même source.*)

QUATRIÈME FAIT :

» Un brick ionien, *le Léonidas*, capitaine Paua, » venant de Constantinople et chargé de pèlerins allant » à la Mecque, est entré dans le port d'Alexandrie, » le 26 novembre 1833. A son départ de Constanti- » nople, ce brick avait quatre-vingt-deux passagers. » Le quatrième jour du voyage, on déclara un malade » dans l'entrepont; deux jours après il était mort; » deux autres passagers succombèrent pendant la fin » de la traversée. Le jour de l'arrivée à Alexandrie » un quatrième mourut. Le 27, les passagers furent » débarqués au lazaret, et jusqu'au 12 du mois suivant » vingt-quatre succombèrent. » (*Même source.*)

CINQUIÈME FAIT :

» Deux Arabes mis en rapport avec trois pestiférés, » dans le lazaret, contractent tous deux la peste, après » quelques jours de rapport. » (*Même source.*)

SIXIÈME FAIT :

En 1834, la peste qui moissonna l'Egypte fut encore due à un fait d'importation, comme le prouve cette dernière partie de l'enquête de l'intendance sanitaire d'Alexandrie :

« Des premiers accidents de peste ont eu lieu dans » le monastère grec, sur un domestique du patriarche, » nommé Cristodulo, et sur les deux moines Jani et » Nicodème; tous trois sont morts. Toutes les inves- » tigations faites portent à croire que la peste a été » introduite dans cet établissement, ou par le moine » Jani, qui avait l'habitude de se rendre à bord de tous » les bâtiments venant de Chypre, ou par les effets » du secrétaire de l'évêque grec de Damas, qui arri- » vait de Chypre où régnait violemment la peste, et » qui est venu habiter le monastère quelques jours » avant la mort du domestique Cristodulo. » (*Même source.*)

Il reste donc bien avéré que, *de notre temps*, la peste a toujours été importée en Egypte.

D'un autre côté, si Constantinople est un foyer *secondaire* de peste, quel est donc le foyer primitif, puisque nous venons de démontrer qu'il ne peut être en Egypte? Serait-ce Trébizonde, Samsoun, Smyrne, la Syrie, les états Barbaresques? Mais on dit, dans le rapport, que la maladie ne s'est jamais montrée dans ces localités qu'à l'état d'importation?... Que devient donc *la théorie des foyers* de M. le secrétaire du conseil supérieur de santé?

Je serai plus modeste que lui; je ne chercherai point les causes premières; je m'en tiendrai aux faits connus. Je rappellerai seulement que la peste se propage par contagion, d'un individu à un autre individu, d'une maison à une autre maison, d'une ville à une autre ville, d'un bout à l'autre de l'Orient par voie de personnes, et *peut-être* de choses. Et en partant de la connaissance de ce phénomène, je dirai qu'au lieu d'établir des catégories arbitraires *dans les chances en plus ou en moins* que présentent ces personnes et ces choses, il est plus exact et surtout plus administratif de reconnaître des causes identiques partout où il y a des effets semblables, des foyers pestilentiels là où il y a activité morbide, des chances de transport là où il y a communication; en deux mots, d'admettre une condition absolue dans les chances de transmission, et, partant, une seule règle dans les moyens de les anéantir.

Et pour déterminer ces chances de transmission, je n'interroge pas le passé, je m'arrête au présent, et sans avoir besoin de demander à l'autre siècle *combien de fois* et *comment* la peste a ravagé telle ou telle contrée, j'établis ces chances sur *la présence* ou *l'absence* d'un régime sanitaire *vrai*, sanctionné par l'Europe.

Mais pour que ces nouvelles dispositions soient d'une observation facile, d'une exécution sûre, avantageuse au commerce, il faut enlever aux lazarets leurs exigences gratuitement vexatoires, aux quarantaines les jours qu'elles ont de trop, aux moyens de purification ce qu'ils ont de ridicule et d'exagéré, aux tarifs ce qu'ils ont d'onéreux, et de cette manière il y aura économie pour le commerce, sécurité pour l'administration, et bénéfice pour tous.

Pour atteindre ce grand résultat, le doute doit disparaître de la loi, il ne faut qu'un seul contrôle, mais toujours rationnel et toujours applicable, qui, par la rationnalité, la simplicité, l'économie et la rapidité de son application, réponde en même temps à la sollicitude des gouvernements, à l'opinion des masses, aux théories de la science et aux intérêts matériels des relations générales. Alors, les lazarets, avec leurs quarantaines abrégées et leurs manœuvres de désinfection simplifiées, rentreront tout à fait dans l'esprit d'administration qui régit les autres barrières politiques ou fiscales placées à la frontières des états, et seront légitimées de la même manière.

C'est pour arriver à ce point d'application harmonique de la législation, aux provenances des contrées électives de la peste, que déjà depuis longtemps de nouvelles dispositions et de nouveaux moyens ont été proposés, et que l'Europe, représentée par ses savants et ses économistes, a été conviée à un congrès sanitaire qui aurait pour mandat l'examen de ces dispositions et de ces moyens.

La question sanitaire en était à ce point quand a paru le rapport que je combats, et qui est postérieur de plus d'une année aux idées de réforme et à la méthode de désinfection par la chaleur qui a été accueillie avec tant d'intérêt par tout le monde, à l'exception de M. le secrétaire du conseil supérieur de santé. La manière avec laquelle il a exposé cette méthode ressemble tant à de la mauvaise foi ou à de l'ignorance, que je n'ai pu laisser passer sans réponse des arguments qui ne sont que des erreurs, et qui, restés sans critique, pourraient causer un si grave préjudice à la partie économique des institutions sanitaires.

Pour fixer législativement la durée des quarantaines, il fallait partir d'un point de fait parfaitement établi, et j'ai pensé qu'il ne pouvait être pris ailleurs que dans la connaissance de la durée de l'incubation de la peste. Pour cela, j'ai recherché dans quelles limites l'activité de la contagion se révèle, et j'ai trouvé dans l'ouvrage de M. Bulard, ce passage :

INOCULATION.

« Le 18 zilkedgé, à trois heures du soir, nous inoculâmes à un condamné à mort, par quatre piqûres » faites au pli du bras droit, du sang sorti de la veine » céphalique d'un pestiféré malade depuis deux jours » et qui avait pour principaux symptômes : langue

» blanche et humide; peau brûlante et sèche; pouls
» fréquent de 115 à 120 pulsations; vomissements;
» bubon à l'aine gauche; pétéchies.

» Jusqu'au 20, pas le plus léger trouble ne s'offre à
» l'observation; mais, dans la nuit qui suivit, ce con-
» damné commença à accuser un malaise général, et
» le 21, au matin, il présentait les symptômes suivants:
» marche et station difficiles; prostration; facies
» abattu; pupille dilatée; céphalalgie intense; langue
» blanche et humide; peau brûlante et sèche; pouls
» fréquent, petit, déprimé; respiration accélérée;
» point de bubon perceptible, mais douleur très vive au
» toucher, sur la région inguinale droite.

» 22. — Bubon un peu apparent, très douloureux;
» aggravation de tous les symptômes.

» 23. — Rémission partielle; affaissement du bu-
» bon; mieux marqué.

» 24. — Respiration et pouls moins fréquents et
» moins petits; peau en moiteur; langue moins blanche;
» bubon moins apparent que la veille; sentimentde faim.

» 25. — Etat général très satisfaisant, bubon très
» douloureux et seulement perceptible au toucher.

» 26. — Convalescence.

CONTACT MÉDIAT.

« Le 17 zilkedgé, à 8 heures du soir, le condamné
» à mort Ibrahim Hassan, âgé de dix-huit ans, a été
» revêtu de la chemise, du caleçon, de la camisolle
» d'un pestiféré grave, et immédiatement couché dans

» le lit encore chaud de la température du malade.

» Jusqu'au 21 au matin, aucun signe ne peut faire » soupçonner que le moindre phénomène d'absorption » ait lieu, qu'aucun symptôme morbide doive se dé- » velopper. Mais le soir du même jour, une céphalalgie » légère est accusée; la prostration est commençante, » la circulation accélérée; du reste, l'appétit est sou- » tenu, et les fonctions suivent leur rhythme sans plus » d'anomalie.

» Le lendemain 22, à la visite du matin, la marche » est chancelante, et le malade offre les symptômes » suivants : prostration très grande; facies d'abatte- » ment; céphalalgie intense; pupille dilatée; langue » blanche et humide; timbre de la voix non altéré; » réponses lentes, hésitées; respiration fréquente; » peau chaude et sèche; pouls dur de 120 à 130 pul- » sations; ni vomissements; ni diarrhée.

» 23, au matin. — Apparition d'un bubon à l'aine » gauche; du reste, même état que la veille, sans ag- » gravation marquée; vif sentiment de soif.

» 24. — Le bubon a pris un développement consi- » dérable; il est très douloureux au toucher, sans co- » loration de la peau; vomissements verdâtres, abon- » dants; pouls diminué de fréquence, mais devenu » petit; respiration moins gênée; sorte de *coma* ac- » compagné d'anxiété, état assez semblable au narco- » tisme.

» 25. — Les vomissements continuent; leur colo- » ration verte est plus intense; langue sèche et légè-

» rement fuligineuse; pouls très fréquent, très petit, » misérable; respiration très courte, moins de prostra- » tion; légère exaltation de la face. — Mort dans la nuit.

» Le 17 zilkedgé, à 8 heures du soir, le condamné » à mort Mohamet-Aben-Ali a été revêtu de la che- » mise, du caleçon et de la camisolle d'un pestiféré » grave, et s'est ensuite couché dans le lit du malade.

» Jusqu'au 22, rien d'anormal. — Le 23 au matin, » la maladie débute violemment : marche chancelante, » impossible; prostration extrême; facies d'abatte- » ment; regard couvert; pupille dilatée; céphalalgie » intense; langue blanche, humide; parole plaintive; » respiration gémissante, fréquente; peau chaude et » sèche; pouls petit de 120 à 130 pulsations; ni vo- » missements, ni diarrhée, ni délire.

» 24. — Hémorrhagie nasale abondante. — Appari- » tion d'un bubon à l'aine gauche. — Etat général sta- » tionnaire.

» 25. — Nuit avec un peu de sommeil; diminution » d'intensité de tous les symptômes; pouls plus plein et » moins fréquent; langue humide, large, presque na- » turelle.

» 26. — Diminution considérable du bubon.

» 27. — Résorption. Convalescence commençante.

CONTACT IMMÉDIAT.

» Caire. — Le 14 février 1835, le docteur Fourcade » se rend auprès d'une abyssinienne pestiférée, lui tâte » le pouls, lui pose le doigt sur la langue, écarte ses

» vêtements et découvre un bubon à l'aine. Le 18, ce » médecin est attaqué, et meurt avec un bubon à l'ais- » selle gauche.

» Smyrne. — Le 13 mai 1837, Dionisio-Grimani » entre dans l'hôpital des pestiférés grecs, pour y donner » gratuitement ses soins. Dès le cinquième jour, cet » infortuné devient victime de son dévouement et meurt » avec quatre bubons inguinaux.

» Smyrne. — Catingo, jeune fille grecque, est trans- » férée au lazaret de Saint-Roch, aussitôt que sa mère » est attaquée de peste. Au quatrième jour de son sé- » jour d'expectation, elle accuse un bubon à l'aine, et » offre toute la série des symptômes généraux.

» En 1837, dans la peste de Smyrne, le temps » écoulé entre une première attaque et une seconde, » parmi les individus d'une même famille ou d'une » même maison, a été :

Sur 200 malades

» 9 fois de 1 jour.
» 10 fois de 2 jours.
» 35 fois de 3 jours.
» 54 fois de 4 jours.
» 38 fois de 5 jours.
» 42 fois de 6 jours.
» 12 fois de 8 jours.

» (*Nota*). — Trois ou quatre accidents ont eu lieu, » douze jours après une première attaque ; mais comme » pendant ces douze jours, le contact des effets a été

» continuel, le principe pestilentiel a pu n'être absorbé » que dans les derniers jours ; ces faits restent sans » aucune valeur, pour le contact immédiat. »

Il résulte de ces recherches que la durée de l'incubation n'a jamais été plus de huit jours (1); c'est donc là la mesure juste de la durée de la quarantaine, celle qui suffira toujours, et qu'il convient d'assigner dans tous les lazarets européens, puisqu'elle est l'expression de la réunion de toutes les conditions les plus graves et et les plus positives de l'activité de la contagionalité pestilentielle.

Seule, cette épreuve de huit jours d'expectation pou- les personnes est nécessairement suffisante, mais comme il n'y a que prudence à fortifier les conditions de sécurité qu'elle donne, M. Bulard a proposé d'employer la *chaleur*.

La méthode de désinfection dont ce moyen fait la base repose également :

1° *Sur des faits d'expérimentation directe.*

2° *Sur le phénomène constant d'extinction spontanée de la peste.*

3° *Sur les résultats des pratiques populaires suivies en Orient.*

(1) L'unique autorité, citée dans le rapport officiel, n'en est une pour personne. M. le secrétaire a été bien malheureux, il faut l'avouer, de n'avoir pu recueillir qu'UN seul fait et de CETTE AUTORITÉ, pour renverser toute une loi et en créer une nouvelle.

De ces trois séries de faits, M. Bulard a formulé les trois propositions qui suivent :

PREMIÈRE PROPOSITION. — *Les virus ou principes contagieux, soumis à un certain degré de chaleur, perdent leur propriété de transmission.*

DEUXIÈME PROPOSITION. — *La peste s'éteint toujours spontanément sous l'influence d'une température extrême, froide ou chaude, mais surtout sous une élévation de* 26 *à* 30° R.

TROISIÈME PROPOSITION. — *En Orient, la peste ne se développe jamais dans les maisons sous stricte quarantaine, dont l'entrée est pourvue d'un parfumoir, où des principes aromatiques variés sont développés par la chaleur, et dans lesquels s'arrêtent pendant quelque temps ceux du dehors qui doivent communiquer avec l'intérieur.*

De même que l'observation attentive des faits et l'expérience pratique qui en est le fruit, ont démontré que, dans tous les cas, *huit jours* sont la mesure juste de la durée de la quarantaine pour les personnes, la même observation et la même expérience ont encore prouvé que la chaleur fait justice de la contagion, et que quelques heures suffisent pour la neutralisation, par ce fluide, de la propriété de transmission pestilentielle des *choses susceptibles*, suspectes ou compromises.

En partant de cette action désinfectante de la chaleur, M. Bulard a déterminé :

POUR LES CHOSES,	POUR LES PERSONNES,
24 à 48 heures d'*incaloration* à une température de 35° à 50° R'., sans autre temps d'expectation et sans autre pratique.	1 à 2 heures d'*incaloration* à une température de 25 à 35° R., avec spoglio et huit jours de quarantaine.

Dans les cas exceptionnels, l'*immersion* remplacerait l'*incaloration*. Ainsi les provenances qui ne pourraient être soumises à l'action de la chaleur, à cause de leur nature ou de leur volume, seraient lavées ou immergées dans l'eau simple, douce ou salée, pendant une ou plusieurs heures.

Cette seconde partie de la méthode de M. Bulard s'appuie encore sur l'expérience pratique, comme le prouve cet extrait de son ouvrage :

« De toutes les pratiques suivies dans le Levant pour » purger les effets pest férés ou soupçonnés de l'être, » l'immersion est la plus répandue. Partout elle s'ap- » plique à tout ce qui est susceptible de supporter ce » mode de purification : substances animales, végé- » tales, minérales, monnaies, bijoux, vaisselle, linge, » vêtements, comestibles, viandes, légumes, fruits, » etc., tout est passé dans l'eau et y séjourne une ou » plusieurs heures. Chaque maison a *son vase à immer-* » *sion* et *sa boite à désinfection*.

» A ces faits généraux, nous pouvons en ajouter de » particuliers non moins importants à connaître et

» non moins justificatifs des résultats positifs de l'im-
» mersion :

» La peste du Caire, en 1835, était à peine éteinte, » puisque je tenais encore en observation, dans l'hô- » pital de l'Ezbéquiéh, soixante convalescents de peste, » que, déjà, les mêmes lits, le même linge, les mê- » mes chemises, les mêmes calçons et les mêmes cou- » vertures qui avaient servi pendant six mois à deux » ou trois mille pestiférés, étaient affectés au service » général, dans le même établissement, des blessés, » des fièvreux, des dysentériques, des ophthalmiques, » et des vénériens, sans avoir subi d'autre purification » que celle d'un simple lavage à l'eau, sans addition de » chlore ni d'alcali.

» Moi-même, une première fois pendant six mois, » une seconde fois pendant cinquante jours et une troi- » sième fois pendant trois mois, quand j'ai eu à faire » blanchir mon linge, je l'ai toujours donné à des la- » veuses du dehors et je n'ai jamais pris d'autre soin » que de le livrer dans l'eau. Il y séjournait *une* heure » et était ensuite pressé par les laveuses sans que ja- » mais aucun accident ne soit survenu, et, pourtant, » là se trouvaient des tabliers de service imprégnés, et » presque entièrement recouverts de pus de bubons, de » sérosité de charbons et de sang de pestiférés.

» En résumé, l'opinion de l'*innocuité après l'im-* » *mersion* est tellement répandue, tellement générale » parmi les Européens qui habitent le Levant depuis lon- » gues années, que beaucoup d'entre eux se revêti-

» raient des effets des pestiférés qui auraient été préala-
» blement plongés dans l'eau, pendant quelques heu-
» res, sans croire, pour cela, consommer un grand
» acte de courage. »

Incaloration et *immersion*, telle est toute la méthode de M. Bulard, méthode qui répond à toutes les raisons cherchées de brièveté, d'économie et de sécurité.

Néanmoins, M. le secrétaire du conseil supérieur de santé déclare qu'elle n'est ni nouvelle ni économique. Voici comment il s'explique :

« On a cherché, dans ces derniers temps, à répandre
» une idée qu'on a supposée nouvelle : c'est la purifica-
» tion des marchandises au moyen de leur exposition
» à une température assez élevée (40 à 50° R[r]). J'ai
» dû m'occuper de ce projet, non pas sous le rapport
» scientifique, cela n'entrait pas dans ma mission, mais
» sous le rapport commercial et administratif.

« D'abord ce projet dérangerait toute l'économie de
» nos établissements sanitaires (et ce serait bien dom-
» mage). A des magasins ouverts de tous côtés, à des
» hangars, enfin, dont la construction est peu coûteuse,
» il faudrait substituer de véritables étuves d'une dimen-
» sion immense et dont la construction occasionnerait,
» par conséquent, des dépenses considérables. A des
» moyens qui n'occasionnent aucun frais, il faudrait
» substituer de la chaleur qui ne s'obtient qu'avec du
» combustible et dont l'emploi expose aux chances
» d'incendie. D'un autre côté, il faudrait pourvoir le

» lazarets de presses hydrauliques pour refaire les » balles; car le coton et la laine étant d'assez mauvais » conducteurs du colorique, on ne pourrait faire con- » venablement pénétrer la chaleur dans toutes les parties » de la masse qu'en l'éparpillant.

« Mais tout cela ne serait peut-être pas un obstacle » si le commerce y avait un intérêt réel.

« Voici le calcul des avantages qu'on prétend lui » offrir. Le compte est fait sur 600 balles de coton.

« Dans l'état actuel des choses, 600 balles de coton » réclament pour leur purification, pendant une qua- » rantaine de 30 jours, 4 portefaix, ce qui repré- » sente 120 journées de travail, qui, à 5 francs, prix » de la journée à Marseille, occasionnent une dépense » de 600 fr.

« A quoi il faut ajouter 50 cent. par » balle, pour toile d'emballage, fi- » celle, etc.	300
« Plus, intérêts de 30 jours sur une » valeur de 250,000 fr.	1,250
Total.	2,150 fr.

« Dans le système par la chaleur, il faudrait quinze » hommes pour porter, défaire et étaler, en cinq jours, » 600 balles de coton, ce qui représente 75 journées.

» La purification devant durer deux » jours, ce serait encore. 30 journées.

« Puis pour refaire 600 balles avec
» deux presses hydrauliques qui em-
» ploient quinze hommes, pendant six
» jours. | 90 journées.
Total | 195 journées.

« A 5 fr. font	975 fr.
« Il faut ajouter, toile pour refaire » les balles, à 2 fr. par balle.	1,200
« 25 centimes de ficelle par balle.	150
« Intérêts de 250,000 fr. pendant treize jours à 6 p. 0/0.	553
Total.	2,878 fr.

« D'où il suit que la purification par l'*aération* » coûte 728 fr. de moins, pour 600 balles de coton, » que la purification par le procédé beaucoup moins » prompt qu'on avait indiqué, et ces 728 fr. représen- » tent 1 fr. 21 c. par balle.

« Mais il faut ajouter à ce qui vient d'être dit, que du » coton en balles refaites perd de sa valeur, parce » qu'il se trouve dans la balle, outre les croûtes pro- » duites par la pression première, les croûtes que doit » former la seconde pression, et que les croûtes ne se » cardent pas aussi facilement que le cœur de la balle. » En laissant de côté la différence de poids résultant » de l'exposition à l'air chaud, et en supposant que la

» différence de prix ne fût que de 1 centime et 1/2 par » kilogramme, cela ferait, en moyenne, 20 fr. de » perte par balle, et pour les 600 balles 12,000 francs » environ, et encore j'ignore si le coton, exposé à une » température sèche de 40 à 50° R., pendant deux » jours, ne durcirait pas beaucoup, ne deviendrait pas » cassant, et, par cette raison, ne perdrait pas encore » de sa valeur. Que si l'on voulait, au contraire, em- » ployer la chaleur humide, on mettrait de l'eau dans » la masse du coton et cela aurait encore des inconvé- » nients que les gens versés dans les affaires commer- » ciales apprécieront facilement.

« Un calcul analogue serait applicable à la laine.

« Il ne suffit donc pas d'être médecin ou chimiste » pour traiter utilement la question des quarantaines et » des purifications, il faut encore être versé dans la » connaissance des marchandises et des usages com- » merciaux. »

Il est impossible de faire preuve de plus d'ignorance en si peu de lignes.

A ces spécieux calculs de M. le secrétaire, je répondrai :

1° *Qu'il ne faut pas ouvrir les balles ;*

2° *Qu'il ne faut pas les refaire, puisqu'elles ne sont pas ouvertes ;*

3° *Qu'il ne faut ni nouvelle toile d'emballage, ni ficelle.*

4° *Que le coton ne perd pas de son poids et ne de-*

vient pas cassant, parce qu'on n'emploie pas la chaleur sèche.

5° *Qu'on ne met pas d'eau dans la masse du coton* parce qu'on n'emploie pas la chaleur saturée d'humidité.

6° *Qu'on n'a pas besoin de presses hydrauliques* puisque les balles ne sont pas ouvertes, et qu'il n'y a de croûtes, par conséquent, que dans les calculs de M. le secrétaire du conseil.

7° *Que le coton conserve toutes ses qualités de pesanteur et d'élasticité*, parce que l'atmosphère à laquelle il est soumis, est réglée par un eudiomètre qui indique l'état hygrométrique à établir pour que les proportions d'humidité du coton restent les mêmes.

8° *Comme principe*, j'apprendrai encore à M. le secrétaire du conseil supérieur de santé, que 40 à 50° R. *n'altèrent point les matières textiles*, *ni le lin*, *ni la soie*, *ni la laine*, *ni le coton*, comme il peut s'en convaincre en faisant connaissance avec les intéressants travaux de sir Williams Henry, qu'il paraît ignorer et qu'il trouvera dans *the Philosophical magazine*, 1831 à 1832.

9° *Comme application*, j'apprendrai encore à M. le secrétaire du conseil supérieur de santé que c'est par l'action seule de la vapeur de l'eau bouillante (c'est-à-dire *sous l'influence d'une température de* 80° R.) que le coton se dépouille de sa substance colorante jaune et acquiert toute sa souplesse, toute son élasticité; que Chaptal fut le premier à faire adopter ce moyen en France, et qu'après ce savant illustre, Curaudau, O'Reilly, Cadet-Devaux et beaucoup d'autres économistes en ont fait une utile application à l'industrie et aux usages domestiques, dans le blanchiment et dans le blanchissage.

10° Enfin *pour la laine*, je renverrai M. le secrétaire *à l'école des bêtes à laine de M. le baron de Poiféré de Cère*, instruction publiée en 1811, où il y apprendra, ce que tout le monde sait, excepté lui, que, dans le désuintage, la laine supporte 80 à 100° centigrades.

11° Maintenant je répondrai aux chiffres par des chiffres :

TABLEAU PARALLÉLIQUE,

FAIT SUR 600 BALLES DE COTON.

METHODE DE MARSEILLE,

par l'*aération*.

Pour 600 balles, d'après les calculs de M. le secrétaire du conseil supérieur de santé, il faut 2,150 fr.

METHODE DE M. BULARD,

par l'*incaloration*.

600 balles de coton réclament pour leur transport, dans un jour, cinquante hommes qui font cinquante

journées à 5 fr. 250 fr.

Local tenu chauffé pendant 48 heures à 50° R., par un calorifère présentant une épaisseur de 1 à 2 millimètres et une surface de 5 à 6 mètres carrés. 50

Intérêts de 250,000 fr. valeur des 600 balles de coton, à 6 p. 0/0, pendant quarante heures. 83

Total. 383 fr.

D'où il suit que la purification, par la méthode de M. Bulard, coûte 1,767 fr. de moins, pour 600 balles de coton, que la purification par le procédé, beaucoup plus lent, du lazaret de Marseille; et ces 1,767 fr. représentent près de 3 fr. d'économie par balle.

A ce bénéfice de 3 fr. *par balle*, c'est à dire de 1,800 fr. sur 600 balles, qui est déjà bien quelque chose, il faut ajouter :

12° *Le bénéfice incalculable* de la valeur d'à-propos qu'acquièrent ces balles, en ne restant en lazaret que *quarante-huit heures*, *dans tous les cas*, comme l'indique M. Bulard, au lieu de *quatre-vingt-dix jours* qu'exige quelquefois la méthode suivie à Marseille.

13° *La conservation de la valeur intrinsèque*, qui ne peut être altérée par l'action de désinfectants chimiques, puisque ceux-ci ne seraient jamais employés.

14° *La conservation de la valeur relative* des différentes qualités d'un même produit, comme la *laine* et la *soie*, qui ne seraient point confondues comme elles le sont maintenant dans l'opération du *sereinage*, puisque les balles ne seraient jamais ouvertes.

15° Enfin, le procédé de Marseille non seulement empêche souvent la vente avec gain, mais encore l'empêche tout à fait et devient une cause de ruine individuelle, en retardant la livraison des marchandises, de trente jours à trois mois.

Tous les avantages que réunit la méthode de M. Bulard sont donc sans possibilité de comparaison avec les détails de celle de Marseille qui ne présente que des inconvénients.

En procédant par opposition successive, je viens de prouver la lenteur et les dommages que comportent les mesures sanitaires actuellement en vigueur à Marseille. Mais si je les compare à celles de Livourne, de Trieste, de Gênes et de l'Angleterre, le résultat révolte le bon sens et le calcul.

Par exemple :

Deux bâtiments, l'un français, l'autre génois, tous deux chargés de blé, quittent la rade d'Odessa à la même heure. Le bâtiment génois, à son arrivée à Gênes, est visité le même jour par l'autorité sanitaire. Il nolise aussitôt un autre bâtiment qui se rend à Marseille où il est reçu en libre pratique, tandis que le bâtiment français, d'après les *sages* règlements de Marseille, doit rester avec sa cargaison, de même blé que le génois, pendant quinze jours, en expectation devant l'île dite *Dieu-Donné!*

Deux autres bâtiments, l'un anglais, l'autre français, tous deux chargés de coton ou de laine, partent à la même heure d'Odessa ; l'un entre en libre pratique en Angleterre, l'autre fait de trente jours à trois mois de quarantaine à Marseille !

En temps ordinaire, on conçoit déjà tout ce que cette mesure a de gratuitement vexatoire et de préjudiciable pour le commerce français, mais que serait-ce donc devant l'éventualité d'une crise commerciale, ou d'une disette ?

Je livre, sans autre commentaire, ces faits, aux méditations des membres du conseil supérieur de santé qui sont les défenseurs naturels des intérêts sanitaires et à ceux de l'intendance de Marseille, qui devraient l'être. Et pour achever de leur transmettre une conviction qu'ils doivent maintenant partager comme moi, je finirai par un trait de diplomatie moderne.

Tous les journaux ont enregistré le traité de commerce entre la Sublime-Porte et le gouvernement belge, d'après lequel ce dernier jouit des mêmes franchises et privilèges que les autres nations accréditées. Tout le monde sait que c'est à la France qu'est due sa rapide conclusion ; eh bien ! voici les précieux avantages que le commerce français en retire, grace aux règlements de Marseille :

Trois bêtiments chargés de coton, l'un français, l'autre belge, le troisième anglais, partent ensemble de

Hagaurog, de Kerch ou d'Odessa. Ce dernier arrive à Douvres en libre pratique et quelques heures plus tard une partie de son chargement est dirigée sur Calais et admis encore en libre pratique ; le belge va droit à Anvers où il entre en libre pratique et le lendemain une partie de sa cargaison arrive à Dunkerque par terre ; le bâtiment français va directement à Calais ou à Dunkerque où il arrive quinze jours après que les colis des bâtiments anglais et belge y ont déjà été transportés et s'il veut entrer en libre pratique, le capitaine aura la tête tranchée ! Ainsi le veut le règlement à l'usage de l'intendance de Marseille, à la cent soixante-troisième page duquel on lit textuellement ce qui suit :

« *La peine de mort sera prononcée en cas de violation du régime de la patente brute.* »

(Loi relative à la police sanitaire, du 3 mars 1822 ; art. 9, deuxième paragraphe.)

CONCLUSION.

Après tout ceci que devient l'argumentation de M. le secrétaire du conseil supérieur de santé? Il ne me reste qu'à la rétorquer et à dire avec plus de raison que lui : il ne suffit pas d'être versé dans la connaissance des marchandises et des usages commerciaux pour traiter utilement la question des quarantaines et des purifications, il faut encore être chimiste et médecin.

En résumé, les dispositions réglementaires basées sur la connaissance des lieux des provenances et sur *la présence* ou *l'absence* d'un régime sanitaire *vrai*, reconnu en Europe, présentent le tableau suivant :

PROVENANCES.	LIEUX.	ETAT SANITAIRE.	NATURE de la PATENTE.	PERSONNES et CHOSES.	FIXATION DES MESURES.
I. Provenances des pays sains qui ont un régime sanitaire *reconnu* en Europe, et qui traversent, *sans communication*, les lieux d'élection de la peste.	Russie.	Si la peste ne règne pas.	Patente nette.	Passagers, marchandises, équipage.	**LIBRE PRATIQUE.** — La communication est prouvée par un certificat constatant l'obtention, *sans prendre terre*, du firman nécessaire pour le passage des Dardanelles.
II. Provenances des pays sains limitrophes des lieux d'élection de la peste, qui ont un régime sanitaire *non entièrement, reconnu* en Europe.	Moldavie. Valachie. Grèce. Tunis. Alger. Maroc.	Si la peste ne règne pas dans les lieux d'élection.	Patente nette.	Passagers, marchandises, équipage.	**LIBRE PRATIQUE.** — Si, pendant la traversée, il y a eu un ou plusieurs décès de maladie ordinaire, agir comme pour la patente suspecte.
		Si la peste règne *dans les lieux d'élection*; sans être active *dans les pays sains limitrophes*.	Patente suspecte.	Passagers,	Spoglio. — 1 heure d'*incaloration* pour les individus, et 48 heures pour les effets. Libre pratique.
				marchandises,	48 heures d'*incaloration.*
				équipage.	Spoglio. — 8 jours de quarantaine, 48 heures d'*incaloration* pour les hardes et effets, 1 heure d'*in-*

III. Provenances des pays qui sont lieux d'élection de la peste, *sans régime sanitaire*, *avec un régime sanitaire incomplet ou non reconnu* en Europe.	Turq. d'Europe. Turquie d'Asie. Syrie. Egypte.	Si la peste règne.	Patente brute.	Passagers.	Spoglio.— [illegible] jours de quarantaine, 1 heure d'*incaloration* à l'entrée en quarantaine pour les individus, et 48 heures pour leurs effets.
				Marchandises.	48 heures d'*incaloration*.
				Equipage.	Après le débarquement de la cargaison : ***spoglio***; 1 heure d'*incaloration* à l'entrée en quarantaine, 8 jours de quarantaine, 48 heur. d'*incaloration* pour les hardes et effets.
		Si la peste ne règne pas.	Patente suspecte.	Passagers.	Spoglio.— 1 heure d'*incaloration*; libre pratique; 48 heures d'*incaloration* pour les effets.
				Marchandises.	48 heures d'*incaloration*.
				Equipage.	Spoglio.— 8 jours de quarantaine; 1 heure d'*incaloration* pour les individus; 48 heures pour leurs hardes et effets.

www.ingramcontent.com/pod-product-compliance
Ingram Content Group UK Ltd.
Pitfield, Milton Keynes, MK11 3LW, UK
UKHW020354250726
13967UKWH00005B/2286